Bibliothèque historique de la « France Médicale »

Documents relatifs
à la maladie de Louis XV
à Metz (août 1744)

I. — Une observation anonyme de ladite maladie.

II. — Lettre de Chicoyneau, premier médecin du Roi,
à Sauvage, médecin à Verdun.

III. — Journal de la maladie du Roi, par M. de Saint-Simon,
évêque de Metz.

PUBLIÉS PAR

Le Dr Paul DORVEAUX

Bibliothécaire en chef à l'École supérieure
de Pharmacie de Paris

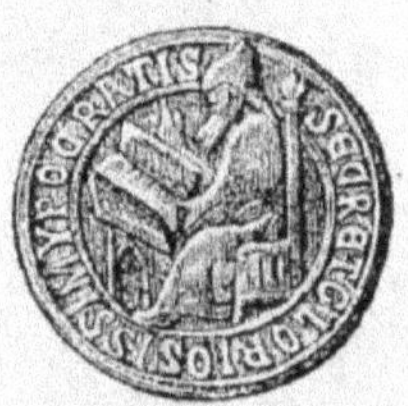

PARIS

HONORÉ CHAMPION

5, QUAI MALAQUAIS, 5

—

1913

N° 49

Bibliothèque historique de la France Médicale

Ont paru

Poitiers. — Imp. G. ROY.

* 25 bis Un mémoire d'Apothicaire 1598 - 1604.
par P. Rambaud . Paris 1910 . n° 25 bis

Documents relatifs
à la maladie de Louis XV
à Metz (août 1744)

I. — Une observation anonyme de ladite maladie.

II. — Lettre de Chicoyneau, premier médecin du Roi,
à Sauvage, médecin à Verdun.

III. — Journal de la maladie du Roi, par M. de Saint-Simon
évêque de Metz.

PUBLIÉS PAR

Le Dr Paul DORVEAUX

*Bibliothécaire en chef à l'École supérieure
de Pharmacie de Paris*

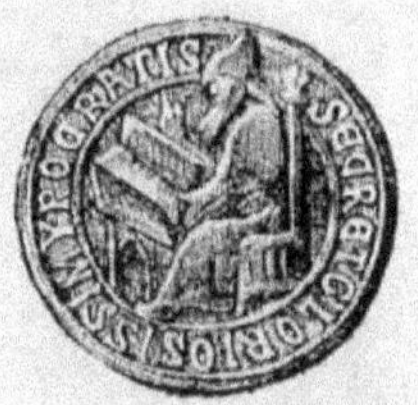

PARIS
HONORÉ CHAMPION
5, QUAI MALAQUAIS, 5

1913

N° 49

Documents relatifs à la maladie
de Louis XV à Metz.

I. — Une observation anonyme de ladite maladie.
II. — Lettre de Chicoyneau, premier médecin
du Roi, à Sauvage, médecin à Verdun.

Lorsque Louis XV, conduisant son armée de Flandre dans l'Alsace envahie par les Autrichiens, tomba malade à Metz, le 8 août 1744, il fut soigné par « sa Faculté », c'est-à-dire par ceux de ses médecins et chirurgiens qui l'accompagnaient dans cette expédition militaire, à savoir : son premier médecin, messire François Chicoyneau, conseiller d'Etat, chancelier de la Faculté de médecine en l'Université de Montpellier, âgé de 72 ans ; son premier médecin ordinaire, Eustache Marcot, docteur de la Faculté de Montpellier, âgé de plus de 60 ans (1) ; ses « médecins servans par quartier », De la Vigne de Frécheville et Chomel, tous deux docteurs de la Faculté de Paris ; François Gigot de la Peyronie, « écuyer, conseiller, premier chirurgien et médecin consultant du Roy », âgé de 66 ans ; Cha-

---

(1) Marcot mourut à Versailles le 20 août 1755. « On ne sait pas précisément son âge, dit le duc de Luynes (*Mémoires*, publiés par Dussieux et Soulié, t. XIV, p. 235, Paris, 1864) qui mentionne son décès. Les uns disent 71 ans ou 72 ; les autres, 74 ou 75. »

ban de la Fosse, « écuyer, chirurgien ordinaire et premier chirurgien de la Reine »; Debiat et Lemaire, « chirurgiens par quartier (2) ».

Chicoyneau, en sa qualité de premier médecin, aurait dû prendre la direction de la maladie du Roi, d'autant plus que cette maladie relevait de la pathologie interne ; mais il préféra l'abandonner à son compatriote et ami La Peyronie, que Louis XV affectionnait particulièrement. Il se contenta d'assister le premier chirurgien et d'endosser après coup la responsabilité de tout ce qu'il avait fait.

La Peyronie était réputé le plus habile chirurgien de France ; de plus il était docteur en médecine et jouissait à la cour d'un crédit énorme. Ce crédit, il l'employait tout entier dans la lutte interminable, engagée par la Communauté des chirurgiens contre les docteurs-régents, pour échapper à la prééminence de la Faculté de médecine et pour obtenir de vivre avec elle sur le pied d'égalité.

Médecins et chirurgiens, étant en guerre, s'intentaient procès sur procès et se battaient à coups de pamphlets anonymes. Dans cette lutte fratricide, La Peyronie était particulièrement visé par ses ennemis mortels, les docteurs-régents, qui ne laissaient échapper aucune occasion de lui nuire. Ainsi, dès qu'il eut obtenu le brevet de médecin-consultant du roi (22 septembre 1742), la Faculté publia un factum intitulé : *Lettre d'un médecin de Paris à un médecin de province, sur la place de médecin-consultant, occupée par M. la Peironnie (sic)*, dans lequel elle dévoilait que La Peyronie avait obtenu des professeurs de la Faculté de Reims des lettres de docteur en médecine, après avoir été examiné « à portes fermées » et

---

(2) *Almanach Royal. Année bissextile* MDCCXLIV. Paris, 1744, p. 364.

« dispensé de tout interstice, de toute inscription, de tout acte public ». Elle y protestait énergiquement contre cette nomination scandaleuse, vu « l'incompatibilité qu'il y avoit à être en même temps premier chirurgien du Roi et médecin-consultant », et elle le terminait de la façon suivante :

« Vous me demandez, Monsieur, les titres de M. La Peironnie ; les voici, ils sont nombreux et ce n'est pas sans peine que je les ai recueillis. Mais si vous lui écrivez, je crois que vous pourrez en supprimer quelqu'un, sans risquer de lui déplaire.

« *Messire* François Gigot, *dit La Peironnie, seigneur de Marigny, chirurgien-juré de Montpellier, chirurgien-juré de Saint-Cosme, gentilhomme ordinaire chez le Roi, ancien maître d'hôtel de la Reine, chirurgien-major des Chevaux-Légers, associé libre de l'Académie Royale des Sciences, président perpétuel de l'Académie Royale de Chirurgie, premier chirurgien, premier barbier du Roi, chef et inspecteur de la barberie du royaume, prétendant être chef de la chirurgie, médecin-consultant du Roi, médecin ordinaire par quartier, soi-disant docteur en médecine de la Faculté de Rheims.*

« J'espère qu'il n'y joindra jamais le titre de *premier médecin ;* mais si ce malheur arrivoit, il faudroit alors redoubler nos prières pour la conservation de la santé du Roi (3) .»

Deux ans plus tard, la Faculté saisit avec empressement l'occasion de la maladie de Louis XV à Metz pour dauber La Peyronie dans un nouveau pamphlet, intitulé : *Lettre sur la maladie du Roi.* Ce factum,

---

(3) *Lettre d'un médecin de Paris à un médecin de province, sur la place de médecin-consultant, occupée par M. La Peironnie,* pp. 14 et 15.

2

rédigé par Procope-Couteaux (4), a été attribué par le
Dr Delaunay (5) à Castera (6), médecin de Metz, qui
fut, avec quelques confrères messins, appelé à donner
ses soins au monarque, dont l'état était jugé désespéré.

A vrai dire, Procope-Couteaux est l'auteur de la pré-
face de cette *Lettre* et des « réflexions » désobligeantes
qui la terminent ; mais la partie principale, intitulée :
« Détail abrégé de la maladie du Roi et de la conduite
qu'a tenue le sieur La Peyronie », ne peut être que
l'œuvre d'un médecin ayant assisté Louis XV pendant
sa maladie.

Ce médecin est très vraisemblablement Castera,
dont le nom se trouve manuscrit sur deux exemplaires de la *Lettre sur la maladie du Roi*, appartenant :
l'un à la Bibliothèque Nationale (7), et l'autre à la
bibliothèque de la Faculté de médecine de Paris (8).

---

(4) Barbier (*Dictionnaire des ouvrages anonymes*), Quérard (*La
France littéraire*) et tous les bibliographes attribuent la *Lettre
sur la maladie du Roi* au Dr Procope-Couteaux. Le 13 décembre
1744, ce médecin recevait du doyen de la Faculté de médecine la
somme de 81 livres pour divers écrits qu'il avait composés et fait
imprimer pour la Faculté (*Commentaires de la Faculté de médecine*, t. XX, p. 851).

(5) DELAUNAY (Paul). *Le Monde médical parisien au XVIIIe siè-
cle*. 2e édition. Paris, J. Rousset, 1906, p. 120.

(6) Castera est mentionné à diverses reprises dans les *Mémoires du duc de Luynes*, publiés par Dussieux et Soulié (Paris, 1860-
1865, 17 vol. in-8°). Avant d'être médecin de l'Hôpital militaire
de Metz, il avait fait la campagne de Bohême en qualité de médecin de l'armée du maréchal de Belle-Isle. De passage à Versailles
sur la fin de janvier 1747, il y soigne le nouveau ministre des
affaires étrangères, M. de Puisieux, atteint de la variole.

(7) La Bibliothèque Nationale possède plusieurs exemplaires de la
Lettre sur la maladie du Roi. Celui qui porte la mention « par
Monsieur Castera », écrite par un contemporain de ce médecin, se
trouve dans le recueil factice coté T. 18 120, t. I.

(8) La bibliothèque de la Faculté de médecine de Paris possède,
elle aussi, plusieurs exemplaires de la *Lettre sur la maladie du
Roi*, dont deux sont particulièrement intéressants. Le premier fait
partie d'un recueil factice [n° 71108] de pièces datées de 1743 à
1748 et relatives à la querelle des médecins et des chirurgiens,

Voici la reproduction *in-extenso* de cette œuvre :

Détail abrégé de la maladie du Roi et de la conduite qu'a tenue le sieur La Peyronie.

Le Roi arriva à Metz le 4 du mois d'août, après une marche fort longue, et très fatiguante, pendant laquelle il avoit essuyé de grandes chaleurs ; il y avoit déjà plusieurs jours qu'il étoit constipé et cette constipation dura jusqu'au 7, sans que personne *de sa Faculté* (9) en eût connoissance.

La nuit du 7 au 8, Sa Majesté se plaignit d'une colique très vive ; son premier valet de chambre le détermina à prendre un lavement qui lui fit rendre une grande quantité de matières dures, sèches, semblables à des crotins de chèvres (10). La colique continuant, on donna un second lavement qui produisit une évacuation encore plus considérable que la première, et dont les matières étoient du même caractère. Mais le Roi, n'étant point soulagé, prit un troisième lavement qui lui fit encore plus d'effet que les deux premiers.

Le 8 au matin, on avertit Messieurs Chicoyneau et La Peyronie : ils trouvèrent que le Roi avoit de la fièvre et beaucoup de chaleur à la peau. Sa Majesté se plaignoit d'un grand mal de tête, d'une douleur très vive à l'estomac qui lui répondoit derrière le dos, de maux de reins, de lassitudes dans les bras, dans les jambes, et dans les cuisses.

Ces accidents ne déterminèrent pas d'abord ces Messieurs

lequel est précédé d'une table manuscrite, rédigée par un médecin de cette époque. L'autre fait partie également d'un recueil factice [n° 90958, Mélanges, in-8°, t. 175] : ses marges sont couvertes de notes manuscrites consacrées à la défense de La Peyronie, dont l'auteur est un chirurgien bien renseigné sur les événements qui se sont passés à Metz. Ce chirurgien attribue la *Lettre* en question, qu'il traite de « libelle diffamatoire », aux médecins Castera, Mangin et Bouillac.

(9) Le terme de *Faculté*, appliqué à la réunion des médecins, des chirurgiens et des apothicaires du Roi ou de la Reine, figure à diverses reprises dans les *Mémoires du duc de Luynes* (t. II, p. 29 ; t. VI, p. 45 ; t. IX, pp. 23, 25, 26, 267, etc.).

(10) *Semblable à des crotins de chèvres* est la traduction française du mot grec σπυραθώδης, que l'on trouve dans Hippocrate. Ces matières « dures, sèches, semblables à des crotins des chèvres », sont appelées de nos jours des *scybales*.

à faire aucuns remèdes ; mais, à deux heures après midi, la continuation de tous ces accidens les força à faire saigner le Roi du bras, et sur le soir ils donnèrent un lavement qui fit rendre encore beaucoup de grosses matières.

La nuit du 8 au 9 fut mauvaise ; la fièvre continua aussi bien que le mal de tête et de reins, les lassitudes dans les membres et surtout la douleur d'estomac ; cependant on fit prendre au Roi une médecine à huit heures du matin. Cette médecine étoit composée de six gros de sel de Glauber (11) et de deux onces de manne, le tout fondu dans un seul verre d'eau ; peu de tems après, on donna au Roi un verre d'eau dans laquelle il y avoit un grain de tartre émétique. Sa Majesté vomit trois ou quatre fois avec beaucoup d'efforts, mais ne rendit que l'eau qu'on lui avoit fait boire, et quelques petites glaires. Il (sic) fut purgé dix ou douze fois par en bas. Les premières évacuations étoient remplies de matières dures et sèches ; les autres n'étoient qu'une sérosité claire et crue. L'après-midi, on fit prendre au Roi un lavement d'eau et d'huiles d'amendes douces.

La fièvre et tous les symptômes marqués ci-dessus augmentant beaucoup, on fut obligé de faire au Roi une saignée du pied, et ce fut pour lors que l'on commença à parler à M. Marcot de l'état de Sa Majesté.

La nuit du 9 au 10 fut moins agitée que la précédente ; cependant le Roi reposa fort peu, les douleurs de tête et d'estomac subsistèrent. Sa Majesté fut plus tranquille pendant la journée ; on se contenta de lui donner des remèdes adoucissans, du bouillon, de l'eau de poulet (12) et une légère limonade.

La fièvre redoubla la nuit du 10 au 11 ; le Roi dormit peu et par intervalles ; cependant il fut purgé à 6 heures du matin, quoiqu'il eût beaucoup de fièvre. On lui donna la même médecine, malgré les remontrances de M. Marcot.

Les douleurs de tête et d'estomac augmentèrent considé-

---

(11) Le *sel de Glauber* s'appelle maintenant « sulfate de sodium officinal ».

(12) « On fait avec le poulet une espèce de bouillon fort léger qu'on appelle *eau de poulet* : elle se fait en faisant bouillir un poulet pendant trois heures dans trois pintes d'eau de fontaine, sans beaucoup de réduction ; on passe ensuite la liqueur par un linge, et on l'exprime fortement. » (*Suite de la Matière médicale de M. Geoffroy*, par ARNAULT DE NOBLEVILLE et SALERNE. *Règne animal*, t. III, p. 300, Paris, 1756.)

rablement après la médecine ; le Roi eut une foiblesse pendant la messe ; les évacuations furent abondantes ; mais la bile qui y étoit mêlée étoit d'un jaune extrêmement foncé et ardent.

Sur le soir, la fièvre redoubla, la douleur de tête augmenta beaucoup, ce qui détermina à saigner le Roi une seconde fois du pied ; cette saignée fut faite sur les huit heures. On continua à donner des bouillons à l'ordinaire, de l'eau de poulet et de la limonade.

On fit venir après, Messieurs Castera et Mangin (13), médecins de Metz, qui n'eurent pas l'honneur de voir Sa Majesté, mais qui jugèrent sur le rapport de M. La Peyronie qu'il falloit continuer les boissons à l'ordinaire. On donna ce même soir au Roi du sirop de diacode de Montpellier (14).

La nuit du 11 au 12 fut meilleure, et on assura que le Roi avoit dormi huit heures en différentes reprises. Sa Majesté parut beaucoup plus calme pendant la journée du mercredi 12 du mois.

La fièvre et les symptômes étant fort diminués, on s'en tint au bouillon, aux lavemens, à la boisson, et on y joignit quelques légers apozèmes faits avec la bourrache et la chicorée.

L'on dit le jeudi au matin, 13 du mois, à messieurs les médecins que le Roi avoit eu beaucoup d'angoisses et d'inquiétudes pendant la nuit, que la douleur de tête persistoit, que le battement des artères de la tête étoit violent et douloureux. Ainsi il fut résolu de saigner le Roi du pied une troisième fois ; et comme les mêmes accidens subsistèrent pendant toute la journée, on fit le soir même au Roi une quatrième saignée du pied. Cette saignée diminua les accidens pour quelques momens ; mais ils recommencèrent quelque tems après. On continua le régime des bouillons, de la

----

(13) Le chirurgien annotateur de l'exemplaire de la Faculté de médecine a écrit, dans les marges de la page 8, ce qui suit : « Deux fats [Castera et Mangin] surtout le premier : *præclara capita, si cerebrum haberent !* Ces faits sont déguisés, car on appela pareillement Mr Helian, médecin de l'hôpital militaire, en second de Mr de Casteras (*sic*) : on ne l'a point nommé icy parce qu'il n'est point amy de Mangin ni de Casteras (*sic*), qui sont avec Bouillac les auteurs de ce libelle diffamatoire. »

(14) Sirop de pavot simple, ou de diacode, préparé selon la formule de Montpellier.

boisson, des apozèmes, et l'on y ajouta une potion aigrelette faite avec l'eau de pourpier, le sirop de limons et l'esprit de vitriol (15) ; on donna au Roi à minuit du sirop de nénuphar (16).

La fièvre augmenta pendant la nuit du jeudi 13 au vendredi 14 ; la douleur de tête et le battement des artères subsistèrent toujours ; ce qui détermina à saigner le Roi du pied le vendredi matin. On continua pendant la journée le régime ordinaire et la potion aigrelette marquée ci-dessus. M. La Peyronie fit donner au Roi dans cette journée des gouttes du Général Lamotte (17). On appliqua, le soir, des sangsues à une des tempes.

La fièvre redoubla la nuit du vendredi 14 au samedi 15 avec beaucoup de violence ; plusieurs personnes s'apperçurent que le Roi commençoit à ne pas répondre juste aux questions qu'on lui faisoit. M. La Peyronie n'en convient cependant point, et prétend que le Roi n'a jamais eu d'absence ni de délire.

Les médecins alors rassemblés convinrent que le Roi n'étoit point en état d'être saigné, et qu'il falloit attendre la fin du redoublement pour se déterminer sur les remèdes qu'il conviendroit de faire.

La fièvre augmenta à une heure après minuit et redoubla à trois heures. Sa Majesté parut fort changée et tomba dans l'assoupissement.

On appliqua pendant la nuit des vésicatoires derrière les oreilles et aux cuisses, et comme ils n'y tenoient pas bien, on en appliqua aussi aux gras des jambes ; on mit aussi, sur les sept à huit heures du matin, des pigeons en vie à la plante des pieds.

Tous les sujets de Sa Majesté furent fort allarmés quand ils sçurent que M. de La Peyronie avoit dit à plusieurs personnes qu'il n'y avoit plus d'espérance, et que le Roi n'avoit pas trois ou quatre heures à vivre ; tout le monde fut

---

(15) L'*esprit de vitriol* était un acide sulfurique très faible.

(16) Le *sirop de nénuphar*, dit Leméry (*Pharmacopée*, 5ᵉ édition, p. 182, Paris, 1761), « tempère les chaleurs des entrailles, et, en incrassant les humeurs trop subtiles, il provoque le sommeil, il calme les ardeurs de Vénus, il modère les cours de ventre qui viennent des sels âcres et bilieux, il arrête les hémorrhagies ».

(17) Les *gouttes du général de la Motte* étaient un remède secret dont Baumé a donné la préparation dans ses *Elémens de pharmacie* (Paris, 1762, p. 332).

découragé par ce discours imprudent ; la consternation étoit générale ; mais M. de Montcervau (18), ci-devant chirurgien-major du régiment d'Alsace, ranima les esprits abbatus : après avoir attentivement examiné Sa Majesté, il dit tout haut *qu'il ne falloit point se désespérer comme l'on faisoit, et que tout y étoit encore.* Ces paroles relevèrent le courage des assistans. Peu de tems après, les médecins trouvèrent le redoublement sur sa fin. M. Castera (19) insista alors fortement pour qu'on profitât de ce moment favorable et qu'on purgeât le Roi. M. La Peyronie eut peine à goûter cet avis, et ne s'y rendit enfin qu'après bien des représentations réitérées, et on donna à Sa Majesté

(18) Ce *M. de Montcervau,* qui ne figure ni dans *le Journal de la maladie de Louis XV à Metz* par François CHICOYNEAU (*France médicale,* 1913, p. 81-84 et tirage à part), ni dans la *Lettre* de ce médecin *à Sauvage,* est mentionné : 1. dans le *Journal de ce qui s'est fait pour la réception du Roy dans sa ville de Metz le 4 aoust 1744* (Metz, imprimerie de la veuve de Pierre Collignon, 1744, pp. 26 et 45) où il est appelé « le sieur de Moncharvaux » ; 2. dans le *Journal de ce qui s'est fait pour la réception du Roy, et pendant son séjour à Metz* (Metz, imprimerie de François Antoine, M.DCC.LXIV, faute d'impression pour 1744, p. 31) où il est appelé « le sieur Moncharvau » ; 3. dans les *Mémoires du duc de Luynes* (t. VI, p. 45), où il dénommé « Moncerveau »; 4. dans le *Journal de la maladie du Roy,* par M. de Saint-Simon (V. ci-après, p. 19). M. E . Fleur (*Supplément illustré du Courrier de Metz,* n° du dimanche 9 février 1913), qui a eu sous les yeux deux actes de l'état civil relatifs à Moncharvaux, a trouvé au bas de l'un d'eux une signature authentique, mais peu nette, de ce personnage, qu'il a lue : « Moncharvault, ou Moncharvaulx, ou Moncharvaux ».

A propos de *M. de Montcervau,* le chirurgien annotateur s'exprime ainsi, page 11 : « Ce pauvre garçon n'a pas eu l'honneur de voir le Roy ; c'est un fait bien réel. Au reste la visitte d'un pareil animal (*sic*) n'est bonne à rien »; et page 27 : « Moncerveau, qui est véritablement une bête, qui, loin d'être maître es arts, ne sçait pas même lire, joue un beau rôle : il en sçait plus que les médecins, puisque luy seul fait un heureux prognostic (*sic*)! Luy seul calme les inquiétudes... » (le reste de la phrase est tombé sous le couteau du relieur).

(19) A propos de Castera, le chirurgien annotateur dit ceci : « Casteras (*sic*) veut se donner pour celuy qui a sauvé le Roy, quoy qu'on sache qu'il luy a été à peine permis de voir les urines dans l'antichambre. On a dit depuis qu'il l'avoit veillé alternativement avec M. Duval, secrétaire de M. de la Peyronie et chirurgien aide-major de l'armée. »

deux grains de tartre émétique, noyés dans deux pintes d'eau. Après que le Roi en eut pris quelques verres, il fit deux ou trois selles bilieuses qui le soulagèrent beaucoup, et il se trouva considérablement mieux.

M. Molin arriva le jour même (20). La présence de ce grand homme produisit un changement salutaire. M. La Peyronie ne fut plus le chef; il redevint subalterne, subordonné, partie ministrante ; en un mot il reprit son rang, et le Roi conduit par un médecin sage recouvra en peu de jours sa santé, et rendit la vie à ses sujets.

L'observation qui précède s'arrête au dimanche 16 août, date de l'arrivée de Molin. Elle est complétée par la *Lettre* suivante, dans laquelle Chicoyneau reconnaît que la maladie de Louis XV « n'a pas cessé de lui causer les plus cruelles allarmes » jusqu'au 19 août, énumère les saignées, les purgatifs, les sangsues, les vésicatoires, etc., administrés au Roi, et consigne les noms des principaux médecins qui l'ont assisté pendant cette maladie (le nom de Moncharvaux n'y figure pas).

Cette *Lettre*, imprimée à Metz par Jean Antoine sur deux feuillets in-4°, est une pièce de toute rareté : on n'en connaît qu'un exemplaire, qui, après avoir appartenu à feu Gustave Chartener (21), a fait partie de la bibliothèque de M. René Paquet d'Hauteroche (en litté-

---

(20) *Molin*, que l'on appelait habituellement *Dumoulin*, est arrivé à Metz le dimanche 16 août. Il était âgé de 78 ans.

(21) Voici la description de cet exemplaire d'après le *Catalogue des livres rares et précieux et des estampes composant la bibliothèque de feu M. Gustave Chartener de Metz* (Paris, Veuve Adolphe Labitte, 1885) :

« 1492.— Lettre de Monsieur de Chicoyneau, premier médecin du Roi, à Monsieur Sauvage, médecin à Verdun. *S.l.n.d.* (*A Metz, de l'imprimerie de Jean Antoine*), in-4 de 2 ff. demi-rel. mar. f. (*Masson-Debonnelle*).

« Cette lettre datée de Metz, 26 août 1744, donne de curieux détails sur la maladie de Louis XV à Metz, et sur les remèdes qui ont été appliqués.

« Pièce rarissime. »

rature *Nérée Quépat*). Cet aimable savant me l'ayant offert récemment avec la haute libéralité qui le caractérise, j'ai accepté son offre avec reconnaissance, et avec l'intention de donner à bref délai cette plaquette rarissime à la Bibliothèque de la Ville de Nancy, dont le très riche fonds lorrain a été mis en valeur d'une façon si remarquable par mon vieil ami J. Favier.

Lettre de Monsieur De Chicoyneau (*sic*), Premier Médecin du Roi, à Monsieur Sauvage, Médecin à Verdun.

Je vous avoüeray ingénüement, mon cher Monsieur, que pendant le cours de la funeste maladie que le Roi vient d'essuyer, je ne me suis pas senti assez de courage pour mettre la main à la plume et pour vous informer du triste état dans lequel Sa Majesté étoit plongée ; outre que dans le tems du grand danger qui a duré onze à douze jours, toutes les lettres étoient arrêtées. Cette affreuse maladie qui a commencé à se faire sentir vivement le huit de présent, s'est soutènue, et n'a pas cessé de nous causer les plus cruelles allarmes, jusqu'à la nuit du dix-huit au dix-neuf, que ce cher Maître, après avoir passé la journée du mardy dix-huit dans des angoisses continuelles et avoir même failly à périr le matin de ce même jour par une syncope des plus terribles, et dans le tems que nous le croyons menacé d'un funeste redoublement, s'endormit tranquillement à onze heures du soir, et ce même sommeil dura avec la même tranquilité jusqu'à midy du lendemain qu'il s'éveilla avec une douce moiteur répandue sur toute l'habitude (22) du corps, une notable diminution du mouvement fébrile, et ce qui nous satisfit le plus, avec la cessation d'un furieux mal de tête fixé surtout à la temple droite, qui depuis les premiers instans de la maladie, n'avoit jamais discontinué de le tourmenter ; de façon, que nous n'avons aussi cessé de craindre le transport ou le dépost dans le cerveau, et que ce n'est que depuis cette salutaire époque de cet heureux sommeil du dix-huit

---

(22) « *Habitude* ou *habitus* (ἕξις). Ensemble de toutes les parties extérieures du corps considérées en masse et sans entrer dans aucun détail. » (*Dictionnaire de médecine* par E. LITTRÉ et Ch. ROBIN. 14ᵉ édition. Paris, 1878.)

au dix-neuf que nos justes craintes ont finy, et que nous commençons pour ainsi dire à respirer, les choses allant toujours de mieux en mieux, et le reste du mouvement fébrile s'étant entièrement dissipé dans l'espace de trois à quatre jours. Voicy présentement le troisième jour que le Roi a commencé de prendre une nourriture un peu plus solide, c'est-à-dire, du potage matin et soir, outre le bouillon et la gelée, sans que le moindre vestige de mal de tête ait reparu, ny que le pouls se soit dérangé de son état naturel ; les inquiétudes, les angoisses, vaporeuses ou convulsives, et les cruelles insomnies qui nous désoloient, ont également et totalement disparu ; de sorte, que nous sommes tous revenus avec le cher Maître, s'il est permis de parler ainsi, de mort à vie, et que je ne doute pas qu'un événement si fortuné ne produise (ou n'ait déjà produit, si vous l'avés apris) sur vous le même effet. Au surplus, je pense qu'il séroit inutile de vous envoyer un détail plus circonstancié de ce genre de mal, persuadé qu'un maître de la profession, aussi éclairé et aussi expérimenté, comprendra aisément par l'exposé cy-devant, quoique fort succinct, qu'il s'agissoit d'une fièvre aiguë, putride, ardente ou bilieuse, avec menace d'un dépost dans le cerveau occasionné par des travaux et par des fatigues extraordinaires tant du corps que de l'esprit, et notamment par des coups de soleil ardent, que ce cher Maître nous a assuré avoir essuyé en aprochant la ville [de Metz] où nous sommes.

Le voilà enfin rendu aux prières, aux vœux et aux larmes de tous ses peuples ; et il y a tout lieu de se flatter que dans une quinzaine de jours il aura totalement recouvré ses forces et la santé la plus parfaite. Je ne vous parle point des remèdes qui ont été employés dans le cours de la maladie, persuadé que vous nous rendés assez de justice, pour croire que nous avons tâché de profiter de tous les instans pour mettre en usage tout ce que la pratique nous a enseigné et démontré être le plus efficace pour en venir à bout, comme les saignées réitérées au nombre de six, dont cinq du pied, les purgatifs jusqu'à huit fois, les sangsues aux deux temples, les vésicatoires aux gras des jambes et derrière les oreilles, outre je ne sçais combien de boissons, d'apozèmes, de tisanes, de juleps et d'émulsions, le tout en vue de tempérer, de laver, d'adoucir, de détremper ou de relâcher, et d'ouvrir sans échauffer ny trop émouvoir : *hæc inquam, et si pauca, sufficient intelligenti et experientissimo magistro.* Et comme dans un cas aussi intéressant, il y auroit eu de l'imprudence de s'en reposer sur ses seules lumières, outre Messieurs Marcot et la Peyronie, dont le mérite vous est connu, nous avons fait appeller deux à trois autres maîtres de la profession, des plus distingués de cette ville par leur réputation qui est très bien établie : sçavoir, Messieurs Castera, Mangin et Hélian (23), et par dessus le tout, le coryphée de Paris, Monsieur Dumoulin (24), qui est considéré avec raison comme l'un de nos plus grands maîtres. Je ne m'étendrai pas d'avantage sur cet article, et je me flatte que tout ce que je viens de vous exposer suffira pour m'acquitter de l'obligation de satisfaire à ce que vous désirés de moi, et pour vous convaincre qu'on ne peut être avec plus d'estime, et plus d'attachement que je le suis, Monsieur, votre très-humble et très-obéissant serviteur.

(*Signé :*) CHICOYNEAU.

A Metz, ce 26 août 1744.

III. — Journal de la maladie du Roy, par M. de Saint-Simon, évêque de Metz.

La Bibliothèque de l'Arsenal, à Paris, possède plusieurs volumes de pièces manuscrites concernant l'histoire de France, lesquels proviennent de la bibliothèque de Charles-Marie Fevret de Fontette, auteur de la seconde édition de la *Bibliothèque historique de la France* par le P. Lelong. Un de ces volumes, coté *Ms. 3724*, se compose de 105 pièces, dont la centième, occupant les folios 233 et 234, est intitulée : « Journal de la maladie du Roy. 1744 ». Comme elle contient de nombreux détails que l'on ne trouve point dans les documents sur la maladie de Louis XV à Metz que j'ai déjà publiés (25), je la reproduis *in extenso* :

____

(23) Aux noms de ces trois médecins, Chicoyneau a ajouté celui de Bouniol, dans son *Journal de la maladie de Louis XV à Metz*.

(24) *Dumoulin*, c'est *Molin*, déjà mentionné (V. note 20).

(25) V. *la France Médicale* de 1913, p. 81 et 141, et le *Journal de la maladie de Louis XV à Metz*, publié par P. Dorveaux (Paris, H. Champion, 1913).

Journal de la maladie du Roy. 1744 (26).

Samedy 8ᵉ aoust. — Le Roy ressentit un léger mal de tête, eut un peu de fièvre ; il fut saigné au bras. Comme il se trouva un peu soulagé, il prit le lendemain médecine.

La médecine fit un grand effet, car le Roy vomit trois fois et fut douze fois à la garde-robbe. Comme le Roy n'avoit pas été à la garde-robbe depuis trois jours, cela joint à la route qu'il venoit de faire, se lever à trois heures du mattin, tous les jours essuyer le soleil en carosse ou à cheval jusqu'à quatre heures, on crut que ce n'étoit qu' [un] échauffement qui luy avoit porté à la tête. Cependant la fièvre se soutint ; le soir le mal de tête redoubla ; on le mit à l'eau de poulet (27). Le Roy même comptoit de pouvoir remonter à cheval au bout de deux jours.

Lundy 10ᵉ. — Le mal de tête se soutint assés violent, la fièvre légère ; elle redoubla cependant la nuit, ce qui détermina à le saigner du pied à deux heures après minuit ; après cela il fut mieux. L'on avoit soupçonné de la malignité ; mais on convint que ce n'étoit que fatigue et un coup de soleil. Le triumvirat (28) assura le Roy qu'il seroit en état de marcher dans deux jours ; cela le rassura. Le mal se soutint.

Mardy 11ᵉ. — Ce jour-là fut un peu mieux ; mais, le soir, la fièvre ayant augmenté, il fut saigné pour la seconde fois du pied. Il y eut ordre de laisser les relais sur les chemins, comme si le Roy devoit partir d'un moment à l'autre. Les princes ni les grands ne le voyoient pas. La Peyronie seul conduisoit sa maladie ; les dames (29) le servoient ; il n'y avoit que les favoris qui pussent entrer.

Mercredy 12ᵉ. — Le mal de tête augmenta, la fièvre redoubla, et la 3ᵉ saignée du pied fut faite. La guerre s'alluma à la Cour : tous les grands témoignèrent hautement leur

---

(26) Le *Journal de la maladie du Roy* a été publié d'une façon peu correcte dans la *Revue de la Société des Etudes historiques* (1898, p. 139-142).

(27) Voir ci-dessus la note 12.

(28) L'expression de *triumvirat* désigne les trois personnages suivants : 1° le premier médecin Chicoyneau; 2° le premier chirurgien La Peyronie et 3° le premier médecin ordinaire Marcot.

(29) *Les dames* sont madame de Châteauroux, maîtresse déclarée du Roi, et sa sœur madame de Lauraguais.

mécontentement de ce qu'on leur cachoit le Roy, et qu'il ne leur étoit permis que de le voir un moment le matin ; il étoit inutile de parler des droits de charges (3o).

Mr l'évêque de Soissons surprit les surveillants, entra chez le Roy et luy parla respectueusement (31), mais se plaignit et pour luy et pour les autres, et luy parla en homme zélé pour le bien de sa santé et celuy de son état, et luy mit en avant des propos de religion que le Roy gouta beaucoup.

M. le comte de Clermont gratta (32). Lebel (33) luy ouvrit, et luy dit que le Roy reposoit, qu'on ne le pouvoit voir. M. de Clermont répondit qu'il n'en croyoit rien, entra et vit à côté du Roy Mesdames de Châteauroux et de Lauraguais, M. de Richelieu et M. d'Ayen (34). Le prince dit qu'inquiet de sa santé, il venoit luy marquer son zèle et luy témoigner toute son amertume de ne pouvoir s'assurer par luy-même de son état, luy fit connaître l'allarme où étoient ses sujets, et crainte de l'incommoder, voulut se retirer. « Restés », luy dit le Roy. Il y eut encore quelques propos, après lesquels, voulant se retirer, le Roy le retint encore ; mais un instant après il s'en fut, trouvant le Roy bien abbatu. Cependant sur le soir la fièvre s'étoit ralentie.

Jeudy 13ᵉ. — Le Roy dormit ; mais le lendemain la tête parut s'embarasser, la fièvre augmenta, le Roy fut fort mal et fit venir des médecins de la ville (35). M. de Soissons pro-

---

(3o) Cet épisode est narré en détail dans les *Mémoires du duc de* Luynes (t. VI, pp.4o, 41 et 6o).

(31) D'après le duc de Luynes (*Mémoires*, t. VI, p. 41), « dès le mardi 11 La Peyronie avoit parlé à M. de Soissons sur le danger où étoit le Roi. Le mercredi avant la messe, M. de Soissons parla au Roi en conséquence, et très-fortement... »

(32) Sous-entendu : *à la porte*. Le *comte de Clermont*, c'est Louis de Bourbon-Condé, comte de Clermont, frère du duc de Bourbon et du comte de Charolais.

(33) *Lebel* était premier valet de chambre du Roi.

(34) *M. de Richelieu*, c'est Louis-François-Armand de Vignerot du Plessis, duc de Richelieu, lieutenant général et plus tard (1748) maréchal de France. *M. d'Ayen*, c'est Louis de Noailles, duc d'Ayen, fils aîné d'Adrien-Maurice, maréchal-duc de Noailles.

(35) Chicoyneau a donné les noms des médecins de Metz appelés au chevet de Louis XV ; ce sont : Castera, Mangin, Hélian et Bouniol. (*Lettre de monsieur* Chicoyneau... *écrite à Messieurs Clavillart, Salmon, Emery, Detchegaray...* Montpellier, 1745, p. 8 et *Journal de la maladie de Louis XV à Metz*, Paris, 1913, p.8.)

fita des instants de raison pour parler au Roy en prélat
zélé pour son salut. La 4ᵉ saignée du pied fut faite. Le Roy
avoit dit à M. d'Argenson (36) d'ordonner à Mesdames de Châteauroux et de Lauraguais de partir de Metz où elles étoient
encore dans sa chambre (elles venoient de luy donner un
bouillon). Le Roy dit à M. de Richelieu : « Emmenés Madame de Châteauroux ». Tout fondant (37) en larmes, elle
voulut l'embrasser. Le Roy luy dit : « Il faut nous accoutu-
mer à nous séparer ». Il eut le transport au cerveau ; il revint
et dit : « Bouillon, le Père Perusseau ! (38) » Il fut confessé,
il reçut ses sacrements à trois heures, et on espéroit peu.
Les couriers furent envoyés à la Reine et à M. le Dauphin
et à Mesdames de France pour venir ; à peine croyoit-on
qu'elles pussent trouver le Roy vivant. On envoya chercher
Des Moulins (39) ; la désolation fut extrême.

La nuit du jeudy au vendredy le Roy ayant dormi cinq
heures, les espérances se ranimèrent et les couriers furent
dépeschés pour porter cette bonne nouvelle.

Vendredy 14ᵉ. — Le mal de tête ayant été violent pendant

---

(36) *M. d'Argenson*, c'est Marc-Pierre de Voyer de Paulmy,
comte d'Argenson, ministre de la guerre.

(37) Ms., *Tout fondoit.*

(38) C'est-à-dire : « Duc de Bouillon, faites venir mon confesseur,
le P. Pérusseau ». Cette interprétation est confirmée par le duc de
Luynes (*Mémoires*, t. VI, p. 42), qui dit : « Le Roi fit demander
le P. Pérusseau par M. de Bouillon », grand-chambellan de Sa
Majesté.

Dans les *Mémoires du maréchal duc de Richelieu* (t. VII, p. 30,
Paris, 1793), Soulavie, relatant cet épisode, s'exprime ainsi : « Peu
à peu le Roi reprit l'usage de ses sens ; mais, en recouvrant la
parole, il s'écria par trois fois, à très haute voix et de toutes ses
forces : « Mon bouillon, mon bouillon et le père Pérusseau ! Vite
« le père Pérusseau ! Adieu, je me meurs, je ne vous reverrai
« plus ! » Le Roi se confessa au jésuite, et rappelant auprès de lui
le duc de Bouillon : « Vous pouvez me servir, lui dit-il…. » Soulavie a donc imaginé que Louis XV réclamait un bouillon, alors
qu'il appelait le duc de Bouillon. Inutile d'insister sur cet appel
fait « par trois fois, à très haute voix et de toutes ses forces » par
un malade sortant d'une syncope !

(39) *Des Moulins*, c'est *Molin* appelé habituellement *Du Mou-
lin* (V. notes 20 et 24). D'après le duc de Luynes (*Mémoires*, t. VI,
p. 60), « dès le dimanche 9 (août) le Roi demanda Dumoulin, et
ce ne fut que le jeudi 13 qu'on lui envoya un courrier pour le faire
venir ».

le jour, on appliqua les vessicatoires et on mit les sansues.
Le Roy eut assés de force pour se faire apporter un miroir
et les voir s'emplir. Après l'opération, le Roy se trouva mal,
et si mal que les médecins n'en espéroient rien et ne sçurent
qu'ordonner. Le Roy cependant se ranima ; l'esprit présent, [il] fit approcher M. de Soissons, luy parla, et après un
court entretien, M. de Soissons dit, à une heure et demie du
matin : «Messieurs les princes du sang, Messieurs les grands
officiers de la couronne, le Roy me charge de vous dire et
de vous prendre à témoins qu'il est bien fâché du scandale
qu'il a donné à son royaume, et que pour le réparer et
punir Madame de Châteauroux de sa désobéissance de ne
s'être retirée qu'à trois lieues d'ici, il ne veut pas qu'elle
soit admise à la place de surintendante de Madame la
Dauphine. » — « Sa sœur non plus, dit le Roy ; sa sœur non
plus » (40) ; et il ordonne qu'on luy dise de s'éloigner au
moins de la distance de Paris à Metz. *Il m'a chargé de dire
la même chose à M* le Dauphin son fils.* « Oui Messieurs,
dit le Roy, oui » ; et [il] le répéta trois fois.

Le Roy se trouva encore mal. On luy donna les saintes
huiles ; il demanda les prières des agonizans. M. l'évêque de
Soissons luy dit que la règle de l'Eglise étoit de ne les dire
qu'à l'extrémité, que c'étoit des grâces qu'elle réservoit, et
qu'il falloit attendre. Le Roy s'assoupit un peu.

[*Samedy 15*. —] Les médecins imaginèrent de donner l'é-
métique en lavage (41) au Roy, qui n'en eut pas plutôt pris
qu'il se sentit soulagé : le mal de tête diminua un peu ; la
fièvre se rallentit le matin ; il sentit la place où avoient été
appliqués les vessicatoires.

Un chirurgien-major du régiment d'Alzace retiré (42) vit

---

(40) Le 24 avril 1744, Louis XV avait « fait l'arrangement de
la maison de madame la Dauphine » et nommé madame de Châteauroux « surintendante » de cette princesse, et madame de Lauraguais « première dame du palais ». (*Mémoires du duc de* LUYNES,
t. V, pp. 398-399.)

(41) L'émétique est dit *en lavage* lorsqu'il est étendu dans une
grande proportion d'eau : c'est les « deux grains de tartre émétique, noyés dans deux pintes d'eau » du *Détail abrégé de la maladie
du Roi* (V. ci-dessus. p. 11). Sous cette forme l'émétique est pur-
gatif et se prend par verre d'heure en heure.

(42) Ce *chirurgien-major* est M. de Moncharvaux (V. note 18).

le Roy, assura qu'il ny avoit pas d'inflamation au bas du ventre, dit qu'on continuât les lavages (43).

On changea le Roy de lit; il eut une moiteur; mais, le soir, il eut une évacuation si forte que trois matelats furent percés, le mal de tête totalement diminué.

Dimanche 16ᵉ. — A peine a-t-il eu de la fièvre, le mal de tête presqu'évanoui. Enfin le Roy est hors d'affaire.

D'après un passage de ce *Journal* anonyme, il est possible d'en connaître l'auteur, car on y lit à la date du vendredi 14 août : « Il [le Roi] m'a chargé de dire la même chose à M. le Dauphin », à savoir que la charge de surintendante de Madame la Dauphine était retirée à Madame de Châteauroux. Or le duc de Luynes, qui était familier à la cour de Louis XV et dont les *Mémoires* jouissent d'une réputation d'authenticité et de véracité incontestées, à écrit ceci : « Le vendredi 14 [août], il [le Roi] dit à M. de Soissons et à M. de Metz que son intention étoit que Mᵐᵉ de Châteauroux ne restât point surintendante de Mᵐᵉ la Dauphine, et les chargea de le dire à la Reine et à M. le Dauphin. M. de Soissons demanda à Sa Majesté si elle vouloit que sa volonté fût rendue publique; le Roi lui dit qu'il le vouloit (44).» C'est donc ou M. de Soissons, c'est-à-dire François duc de Fitz-James, pair de France, évêque de Soissons et premier aumônier du Roi, ou M. de Metz, c'est-à-dire Claude de Rouvroy de Saint-Simon, évêque de Metz, qui est l'auteur du *Journal de la maladie du Roy*. Comme M. de Soissons y est mentionné à diverses reprises toujours à la troisième personne, j'en conclus que ce document, qui malheureusement n'est qu'une copie de l'original, doit être attribué à M. de Metz.

---

(43) C'est-à-dire, *l'émétique en lavage*.
(44) *Mémoires du duc de* Luynes, t. VI, p. 43.

M. de Saint-Simon, issu d'une vieille famille aristo-
cratique, faisait de fréquentes apparitions à la Cour (45),
et il était connu personnellement de Louis XV. Pendant
le séjour de Sa Majesté à Metz, il fut en relations cons-
tantes avec elle. Au reste, il suffit de lire attentivement
le *Journal de la maladie du Roy* pour acquérir la
conviction que c'est là l'œuvre d'un ecclésiastique géné-
ralement bien informé.

---

(45) *Mémoires du duc de* Luynes, (t. I, p. 339 ; t. II, p. 410 ; t. III,
p. 142 ; t. IV, p. 290 ; etc.).

RED. :

20

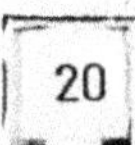

graphicom
379 89 70

0 1 2 3 4 5 6 7 8 9 10

BIBLIOTHEQUE NATIONALE

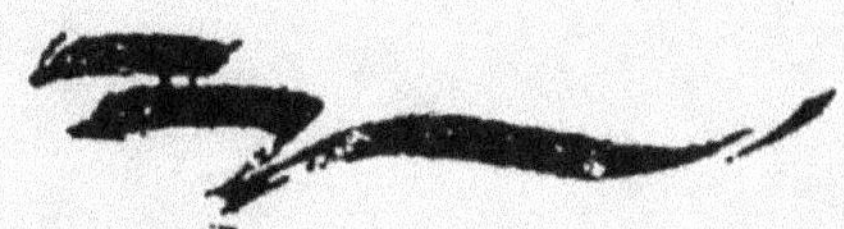

CHATEAU
de
SABLE

1992